CLINIQUE

OPHTHALMOLOGIQUE

DU

D' TERSON, A TOULOUSE

Relation des Cas les plus intéressants observés de 1873 à 1875

SUIVIE D'UN

RELEVÉ STATISTIQUE

De 92 nouvelles extractions de cataracte, pratiquées selon
la méthode dite linéaire, avec iridectomie.

TOULOUSE
Imprimerie Louis & Jean-Matthieu DOULADOURE
Rue Saint-Rome, 39
1875

CLINIQUE

OPHTHALMOLOGIQUE

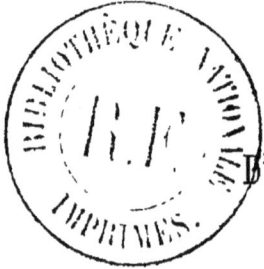

DU

Dr TERSON, A TOULOUSE

Relation des Cas les plus intéressants observés de 1873 à 1875

SUIVIE D'UN

RELEVÉ STATISTIQUE

Dé 92 nouvelles extractions de cataracte, pratiquées selon
la méthode dite linéaire, avec iridectomie.

TOULOUSE

IMPRIMERIE Louis & Jean-Matthieu DOULADOURE

Rue Saint-Rome, 39

1875

I.

UN BLESSÉ DE FROESCHWILLER. — CATARACTE TRAUMATIQUE, SUITE DE COUP DE FEU, SIMULANT UNE OPHTHALMIE SYMPATHIQUE. — OPÉRATION ET GUÉRISON APRÈS QUATRE ANS DE CÉCITÉ (1).

J'ai déjà eu plusieurs fois l'occasion de présenter divers malades à la Société de médecine de Toulouse, le plus souvent dans le but de fournir des exemples de la valeur de telle ou telle méthode opératoire, dont la nouveauté pouvait laisser dans l'esprit quelque prévention ou quelque doute. C'est ainsi que j'ai pu montrer les résultats du traitement des maladies des voies lacrymales par la méthode de Bowman ; que j'ai pu faire constater chez deux malades le succès immédiat de l'opération du strabisme et, un an après, le maintien de la guérison ; de même, nos collègues ont pu se rendre compte de la rapidité de la guérison, à la suite de l'extraction de la cataracte par la méthode de Graefe.

(1) Le malade qui est l'objet de cette note, a été présenté à la Société de médecine de Toulouse, dans la séance du 11 décembre 1874.

Sur cette dernière question, ma conviction de la supé-
·riorité de la méthode d'extraction linéaire avec iridectomie,
basée actuellement sur les résultats de plus de 200 opérations, est, je crois, partagée par la majorité des membres de
la Société : aussi, bien que je vienne présenter encore un
opéré de cataracte, n'est-ce nullement au sujet du procédé
employé, que j'ai désiré faire cette présentation ; mais
plutôt pour offrir un exemple d'une maladie en apparence
vulgaire, pouvant donner lieu par des circonstances particu-
lières, à des difficultés considérables, quant à la connais-
sance certaine de sa cause immédiate, de son diagnostic et
par conséquent de son traitement. J'ai voulu aussi et surtout
donner une preuve de la perfection des moyens d'investiga-
tion, dont on dispose aujourd'hui en oculistique ; moyens,
qui procurent à la chirurgie oculaire une rigueur vraiment
scientifique, sans laquelle l'intervention de l'opérateur de-
meure une chose fort discutable, quant au bien ou au mal
qu'elle peut produire.

Voici l'histoire du malade que j'ai l'honneur de présenter
à la Société, accompagnée des déductions pratiques que j'ai
cru pouvoir tirer de l'examen minutieux de sa maladie et
des particularités qui se sont produites dans le cours de
l'opération difficile, à l'aide de laquelle je suis parvenu à le
guérir :

Mandoul (Antoine), paysan des environs d'Auriac (Haute-
Garonne), actuellement âgé de 26 ans, se trouvait en 1870
à la bataille de Frœschwiller, comme soldat dans un régi-
ment d'infanterie, lorsque vers 4 heures du soir, au moment
où commençait la retraite de notre malheureuse
armée, une balle vint le frapper tout à fait obliquement,
à la pommette de la joue gauche. Le terrible projectile lui
enleva une partie de l'œil du même côté, tout ce qui débordait des os du nez au niveau des yeux, et passa comme
un trait au devant de l'œil droit, sans paraître l'atteindre,
ou du moins sans le priver momentanément de la vue.

C'est dans cette pénible situation que ce malheureux quitta le champ de bataille et gagna, après 9 heures de marche, la forteresse de Bitche, dont un zouave, blessé aussi, lui indiqua la route. Là, il reçut les soins d'un chirurgien français. Ses plaies furent fermées aussi bien que possible. L'œil gauche largement ouvert par le projectile fut rapidement perdu; il n'en reste qu'une bien petite portion cachée au fond de l'excavation qui a remplacé l'orbite. Mais l'œil droit s'enflamma bientôt de son côté; et au milieu des souffrances amenées par la suppuration des plaies, dont on voit aujourd'hui les profondes cicatrices, la vue se perdit peu à peu; en sorte que deux mois après son entrée à Bitche, notre malade était incapable de se guider seul.

A la paix, Mandoul fut renvoyé dans sa famille et doté de la pension la plus élevée que l'Etat accorde pour infirmités contractées au service militaire. Il est ainsi demeuré plus de quatre ans, défiguré et aveugle, lorsqu'un de nos confrères a bien voulu l'engager à venir me consulter, il y a environ quatre mois maintenant.

A première vue, considérant qu'il restait encore de l'œil gauche un très-petit moignon, je pensai que l'œil droit s'était secondairement perdu par ophthalmie sympathique, et je crus le mal à peu près incurable. Cependant, l'âge du sujet, sa malheureuse histoire, éveillant en moi un vif sentiment d'intérêt, je songeai à tenter tous les efforts possibles pour améliorer sa position. Je constatai d'abord que l'œil droit n'était pas en voie d'atrophie, sa consistance étant normale : passant ensuite ma main au devant du visage, je fus heureux d'entendre dire par le malade qu'il voyait une ombre passer devant lui. L'instillation d'une goutte d'atropine me montra que la pupille se dilatait en partie; mais le bord pupillaire était fixé à la capsule du cristallin en dedans et en bas par deux adhérences : il y avait donc eu iritis. L'examen à l'*éclairage latéral* me permit enfin de voir que le champ de la pupille était entièrement occupé par une opacité, qui, dans une assez grande étendue, étai plus dense et comme crayeuse, et qui me parut, pour ce motif, siéger dans la capsule.

Tout cadrait bien, jusque-là, avec l'idée d'une iridocyclite sympathique, si naturelle à la suite des accidents de ce genre : on sait combien l'inflammation prolongée de l'iris et du corps ciliaire amène facilement l'épaississement et l'encroûtement de la capsule par une substance calcaire; on sait aussi, qu'en faisant l'examen d'un œil atteint de cyclite plus avancée, enlevé dans le but d'éviter pour son congénère l'ophthalmie sympathique, il est commun de trouver le cristallin liquéfié, renfermé dans une épaisse coque calcaire, si bien qu'on croirait avoir entre les doigts un cristallin entièrement calcifié, si en le serrant un peu fortement on ne rompait l'enveloppe, tout à fait semblable à une coque d'œuf.

Cependant, malgré ces mauvaises apparences, il restait une perception nette de la lumière ; et d'autre part, l'iritis n'avait pas eu une gravité extrême, puisque deux adhérences seulement s'étaient produites dans l'espace de quatre années. Il y avait donc quelque espoir de rendre un peu de vue à ce malheureux. Projetant toujours un cône lumineux sur la région antérieure de l'œil, j'aperçus vers le centre de la cornée et un peu en dedans, une petite nébulosité, et aussitôt me vint l'idée d'une perforation de la cornée survenue dans le coup de feu, tiré peut-être de très-près, et de la pénétration d'un corps étranger, ayant à son tour produit une cataracte traumatique. Continuant avec le plus grand soin l'examen de la surface de l'enveloppe opacifiée de la lentille, j'aperçus à l'extrémité de la plus inférieure des deux adhérences du bord pupillaire, une petite ligne noire, ressemblant à un fin trait de plume d'un peu plus d'un demi-millimètre de longueur, posée perpendiculairement à la synéchie et formant par conséquent avec celle-ci la figure d'un T. Avec cette petite découverte, tout s'expliquait. La balle, en passant, avait envoyé dans l'œil quelque grain de poudre brûlée, qui avait eu juste assez de force

pour traverser la cornée et venir s'implanter sur l'enveloppe
du cristallin. De là l'iritis modérée et la perte graduelle de
la vue, à mesure que se produisait l'opacification de la capsule et de la lentille.

La ténuité extrême du corps étranger avait ici pour cause
évidente sa macération pendant quatre années dans l'humeur aqueuse, qui l'avait dépouillé, par une sorte d'usure,
de toutes ses parties susceptibles de se dissoudre.

En même temps s'éloignait d'elle-même l'idée d'une
ophthalmie sympathique. Le cristallin existait-il encore, ou
bien s'était-il résorbé presque complètement, comme il est
d'usage, dans les cataractes traumatiques des jeunes sujets?
La petitesse du corps vulnérant et sa situation à la surface
de la capsule fesaient penser que la lentille existait encore,
sans qu'il fut possible d'en préciser le volume.

Ce motif, joint à la nécessité de retirer de l'œil le petit
corps étranger de peur d'accidents ultérieurs, me fit choisir la méthode d'extraction, plutôt que la simple discision
à l'aiguille, que l'âge peu avancé du sujet et l'ancienneté
du mal auraient pû faire adopter dans des circonstances
ordinaires.

Pour résoudre les diverses données du problème, je fis
une plaie de moyenne largeur, comme pour l'extraction
linéaire ordinaire, avec le couteau de Graefe; mais en
dedans de la cornée, juste en face des adhérences de l'iris,
afin d'exciser les parties lésées de cette membrane et de
pouvoir ensuite, avec de fines pinces, saisir le corps
étranger.

Il n'y avait dans cette manière d'agir qu'une augmentation
notable des difficultés opératoires. La plaie faite, je saisis
l'iris près du bord pupillaire et tirant à moi, je vis avec
surprise que le corps étranger subissait la même traction que
l'iris, auquel il était par suite adhérent. Je tirai lentement le
tout au dehors et le détachai d'un coup de ciseaux. Je
cherchai alors à déchirer, selon les règles, l'enveloppe du
cristallin; mais le kystitome ordinaire glissait sans l'inciser

sur la capsule épaissie et dure. Les pinces ne réussissant pas mieux, j'employai un crochet très-aigu et très-fin, et je parvins, non sans peine, à dilacérer largement la capsule (1). Cela fait, pressant au devant de la pince à fixation à l'aide de la curette de Graefe et en arrière de la plaie avec la cuiller de Weber, je fis sortir assez péniblement le cristallin bien entier. Celui-ci avait des dimensions normales quant au diamètre de sa circonférence ; mais il était aminci de moitié au moins, quant à son épaisseur. Il n'y avait pas de noyau, chose naturelle chez un sujet de 26 ans ; la substance de la lentille était bien homogène, de couleur légèrement ambrée et pas plus molle que celle d'un cristallin normal à cet âge. En somme, le cristallin s'était en partie résorbé, sans éprouver les phases ordinaires de l'opacification de la lentille. Ceci prouvait que la blessure

(1) Dans la discussion qui a suivi la lecture de cette note à la *Société de médecine*, un de mes collègues m'a fait observer que j'ai publié dans la *Revue médicale de Toulouse* (1872, n⁰ˢ 3 et 4), et *Annales d'oculistique* (1872, t. 67, p. 313), un mémoire conseillant l'extraction du cristallin *avec sa capsule intacte*, ou seulement l'excision d'un large lambeau de *la face antérieure de celle-ci, avant l'extraction de la lentille*, dans les cas où certains indices montrent un épaississement ou encroûtement de la capsule par des substances calcaires, comme on le rencontre souvent dans les vieilles cataractes et dans certaines variétés de cette affection (cataracte pyramidale, etc.). Me mettant en contradiction avec ce que j'ai écrit à ce sujet, il m'a demandé pourquoi je n'ai pas agi ainsi dans le cas actuel.

J'avouerai d'abord que dans l'opération rapportée ici, j'ai plusieurs fois essayé de saisir la capsule avec les pinces ordinaires à iridectomie, avant d'avoir recours au crochet. Or, cette manœuvre, qui m'a toujours réussi quand je l'ai employée sur des cristallins *à noyau*, comme sont ceux des vieillards qu'on opère journellement, m'a, cette fois, fait défaut entièrement ; parce que dans le cas actuel tout à fait spécial, la capsule était tendue sur un cristallin dépourvu de noyau, vu l'âge du sujet, et très-aplati par suite d'un certain degré de résorption. La suite de l'observation prouve d'ailleurs, que je n'ai pas à regretter un excès de prudence dans les manœuvres opératoires ; une exception de ce genre ne saurait altérer les conclusions du mémoire visé par notre collègue, dans lequel il était surtout question des cas ordinaires de cataracte sénile ; et je puis ajouter, que je saisis toujours avec empressement l'occasion d'enlever *avant la lentille*, la capsule antérieure opaque et épaissie, ou seulement un large lambeau, convaincu par l'expérience qu'on donne par ce moyen à l'œil opéré, une acuité en quelque sorte idéale.

de la capsule avait été fort étroite et s'était cicatrisée d'elle-même ; et que par conséquent le corps étranger si petit que j'avais observé à l'extrémité d'une des adhérences de l'iris, était bien l'auteur unique de tous les accidents. Car, si un autre corps étranger que celui-là avait traversé le cristallin pour aller se perdre au fond de l'œil, la lentille eût éprouvé des modifications bien plus avancées dans un si long espace de temps.

Tout prouvait donc l'exactitude du diagnostic porté quatre années après l'accident. Les suites de l'opération ont montré, à leur tour, le bon état du fond de l'œil opéré. Mandoul a quitté ma clinique le neuvième jour après l'opération, sans avoir éprouvé le plus léger accident, avec une vue excellente. Très-heureusement pour cet intéressant malade, la dilacération très-large de la capsule opaque lui a donné une belle pupille noire, et l'a mis ainsi à l'abri de toute chance de cataracte secondaire (1).

Cette observation m'a paru digne d'être publiée comme exemple bien rare de la possibilité de confondre une cataracte traumatique avec l'ophthalmie sympathique, d'une gravité si absolue, comme on sait.

N'est-elle pas aussi une preuve de plus de la grandeur

(1) Je dois dire ici sincèrement que je recherchai avec soin, mais sans succès, après l'opération, le corps étranger sorti de l'œil avec l'iris. Il me fut impossible de le séparer du pigment noir de l'iris ; la portion excisée de cette membrane s'était pelotonnée, comme cela a toujours lieu, autour de la pince à iridectomie et rendait ainsi ma recherche encore plus difficile. M'étais-je donc trompé et mon opération, justifiée par un succès complet, était-elle basée sur une erreur ? On pourrait croire, par exemple, que ce que j'ai pris pour un corps étranger était l'extrémité même de la synéchie, qui s'est naturellement détachée quand j'ai exercé une traction sur l'iris. Il est facile de répondre que jamais l'extrémité d'une synéchie, surtout très-fine, comme c'était le cas ici, ne peut affecter nettement la forme d'un T, bien qu'il puisse arriver que la portion adhérente d'une fausse-membrane soit plus large que celle qui est relativement libre. On admettra aussi facilement, que si le corps étranger était, dans ce cas, un grain de poudre brûlée, comme cela paraît plus que probable, rien ne ressemble plus au pigment brun de l'iris que la crasse de la poudre, ce qui rend la séparation de ces deux substances presque impossible.

de notre art, dont l'action ne s'exerce qu'au profit de l'humanité ; tandis que la guerre n'amène avec elle que souffrances et désastres de toute sorte !

II

ABLATION DU SEGMENT ANTÉRIEUR DE L'OEiL, SUIVIE DE LA SUTURE DE LA CONJONCTIVE, DANS UN CAS DE FISTULE DE LA CORNÉE, AVEC NÉVRALGIE PERSISTANTE.

D'une manière générale, l'ablation du segment antérieur de l'œil est nécessitée par le désir de réduire une proéminence staphylomateuse, donnant à la physionomie quelque chose de choquant. Si l'on a la chance de conserver à l'organe, un volume et une forme convenables, on pourra aisément placer ensuite une pièce artificielle qui, douée des mêmes mouvements que l'œil normal, offrira avec celui-ci, une ressemblance parfaite.

La cause de l'opération n'est pas toujours un staphylome, comme le prouvera le cas exceptionnel que je vais présenter, dans lequel j'ai été entraîné à enlever la portion antérieure de l'œil, pour remédier à des souffrances intolérables.

Une jeune femme, demeurant rue Gramat, à Toulouse, et qui avait perdu la vue de l'œil gauche depuis quelques mois, à la suite d'une ophthalmie purulente, vint me consulter, se plaignant d'éprouver un larmoiement et des souffrances continuelles. L'examen que je fis, me montra qu'il y avait eu une très-large perforation de la cornée, et que dans le milieu de la cicatrice, existait un pertuis fistuleux, à travers lequel l'humeur aqueuse s'échappait au fur et à mesure de sa production.

Je supposai que la névralgie dont se plaignait la malade, était la suite de la congestion des vaisseaux du fond de l'œil, due à une tension intra-oculaire inférieure à la normale, ou à la compression de quelque filet nerveux dans la cicatrice cornéenne. Cela m'amena à appliquer un bandeau compressif, et à cautériser les bords de la fistule, espérant amener ainsi l'oblitération, et rendre à l'œil sa tension naturelle ; mais aucun soulagement ne se produisit ; et chaque cautérisation, quoique très-modérée, sembla occasionner une exaspération des douleurs, sans amener l'oblitération de la fistule. La malade n'en continua pas moins à venir réclamer mes soins, et me supplia un jour de lui procurer, coûte que coûte, la suppression de ses douleurs. Son insistance semblait singulière ; car le globe de l'œil, à part l'aplatissement de la cornée, dû à la rétraction cicatricielle et à la disparition de la chambre antérieure, ne paraissait pas avoir souffert notablement. Il ne présentait à aucun degré l'injection de la cyclite lente, et sa mollesse n'était pas plus grande que celle de tout œil normal, dont l'humeur aqueuse s'est écoulée.

Pour ces motifs, et vu l'âge de la malade, il me répugnait de pratiquer l'énucléation de l'organe, et je songeais à mettre en pratique le procédé de Critchett, pour l'ablation du segment antérieur de l'œil. (On sait que ce procédé consiste dans l'incison de la partie antérieure de l'œil, suivie de l'application de sutures, comprenant le tissu sclérotical lui-même, de manière à fermer entièrement l'œil largement ouvert, et dont le corps vitré s'échapperait tout entier sans cela, vouant inévitablement cet organe à une atrophie complète.) Cependant j'étais retenu par une double considération. Dans le procédé en question, il est un point très-délicat, c'est le resserrement des sutures, engagées dans un tissu aussi dur que la sclérotique ; si ce temps de l'opération n'est exécuté avec la plus grande délicatesse et un certain bonheur, on peut perdre, en opérant, le corps vitré que l'on veut conserver. En outre, c'était une opération presque trop considérable pour obtenir, dans le cas actuel, le résultat que demandait la malade : la cessation de sa névralgie.

Il me semblait que si je trouvais le moyen d'enlever la cornée en entier, doublée de l'iris contenant sans doute les nerfs douloureux, j'obtiendrais la guérison. La mollesse de l'organe occasionnée par la fistule permanente de la cornée, ne me permettait pas pour

l'exécution de cette opération, de me servir du staphylotome lancéolaire, dont la lame large demande pour bien pénétrer, d'opérer
sur un œil de consistance normale et de forme sphérique ou plus
proéminente encore.

Je songeai à mettre en pratique un procédé conseillé par M. de
Wecker dans le tome 69, p. 51 des annales d'oculistique, consistant
à détacher la conjonctive tout autour de la cornée, et à la séparer
en quelque sorte du globe avec des ciseaux mousses et une pince,
jusqu'à la portion que l'on peut appeler l'équateur de l'œil. On
relie ensuite par des fils très-lâches, les deux portions, supérieure et inférieure de la conjonctive, de manière à pouvoir, en
serrant les fils, recouvrir entièrement la perte de substance qui
résultera un moment après, de l'excision de la cornée. Cela fait,
on traverse l'œil de part en part à l'aide du couteau délié qui sert
à l'extraction linéaire, et tournant le dos de l'instrument vers le
globe, après l'avoir embroché, on n'a qu'à trancher en sciant la
cornée d'arrière en avant. Une large incision transversale ainsi
exécutée, il reste à couper avec les ciseaux les deux lambeaux de
la cornée soulevés l'un après l'autre, à l'aide d'une pince ; puis on
resserre les sutures conjonctivales au devant de cette plaie béante.

C'est ce que je fis en effet, en présence de plusieurs confrères et
élèves, après avoir endormi la malade.

Je n'éprouvai aucune difficulté pour mener à bonne fin cette
opération assez délicate.

Le lendemain, je dois l'avouer, les deux fils les plus voisins du
centre de la cornée absente, qui reliaient les parties inférieure
et supérieure de la conjonctive entre elles, avaient un peu déchiré
le tissu conjonctival ; mais le but que je m'étais proposé n'en de-
meura pas moins acquis dans la suite. La perte de substance qui
est résultée de l'excision de la cornée, a été comblée d'une manière presque parfaite par la conjonctive, et il est resté un {moi-
gnon d'un beau volume et d'une forme tout à fait régulière, de
manière que l'adaptation d'une pièce artificielle bien mobile est
ainsi assurée.

Circonstance plus heureuse encore, quelques jours après cette
opération, la malade se trouvait débarrassée définitivement des
douleurs qu'elle avait gardé plus d'un an. Le siége de ces douleurs
se trouvait donc dans le tissu cicatriciel qui avait remplacé la cornée ; et ce fait prouve que quelquefois une violente névralgie n'a pas
sa source dans des lésions du corps ciliaire, comme on est porté à
le croire par la facilité et la fréquence avec laquelle cet organe

se recouvre d'exsudats, emprisonnant peu à peu en s'organisant, les filets nerveux qui rampent dans ce tissu si vasculaire.

Je ne viens pas ici réagir contre la tendance actuelle très-juste, de pratiquer l'énucléation d'un œil perdu et doulou-reux, à la moindre menace d'une ophthalmie sympathique. Il est acquis, que l'énucléation, par le procédé de Bonnet (de Lyon), à cause de son innocuité habituelle, restera non-seulement une ressource précieuse, mais une nécessité inévi-table quand l'autre œil sera menacé à un degré si faible que ce soit, et je n'hésiterai jamais pour ma part, en présence d'un tel danger : mais quand l'analyse clinique d'un cas sem-ble démontrer que le corps ciliaire n'est pas le siége principal des accidents, surtout chez de jeunes sujets, l'énucléation devra céder le pas à la simple amputation de la cornée. Quant à la meilleure manière de pratiquer cette dernière opération, faut-il faire l'ablation simple, comme le conseil-lent encore certains auteurs, sans chercher à ne donner à une si vaste plaie aucune autre protection qu'un bandage com-pressif? Je ne sais si dans le Nord, les malades plus flegmati-ques favorisent d'ordinaire le succès par leur docilité ; mais dans notre région, nous avons sans cesse affaire à des mala-des impressionnables et difficiles ; et le plus souvent, des contractions musculaires plus ou moins exagérées ne man-queraient pas d'amener une perte du corps vitré, suivie d'hémorrhagie et de suppuration du globe.

Il est donc prudent de faire l'occlusion de la plaie en même temps que l'ablation d'une partie si étendue de l'œil ; et il reste à choisir entre le procédé de Critchett avec sutures dans la sclérotique et celui de Wecker avec sutures de la conjonctive seulement.

Certainement, le mérite du procédé de Critchett est uni-versellement reconnu ; mais je l'ai dit plus haut, le passage des aiguilles dans un tissu aussi dur que la sclérotique, est d'une exécution quelquefois dangereuse au point de vue précisément de la perte du corps vitré que l'on veut éviter ;

et à cet égard, le procédé de Wecker, d'une exécution assez délicate d'ailleurs, me paraît lui être supérieur.

Je n'ai pas eu encore d'autre occasion d'exécuter ce procédé ingénieux ; mais il m'a été si favorable dans le cas difficile rapporté ici, que j'ai cru utile de le signaler, après mon ancien maître, à l'attention de nos confrères.

III

LA TRÉPANATION, DANS LES STAPHYLOMES PARTIELS, PEUT ÊTRE REMPLACÉE PAR L'EXCISION SUIVIE DE SUTURE, OU PAR L'EXCISION SIMPLE A L'AIDE DU COUTEAU DE GRAEFE.

Depuis quelques temps, on a voulu appliquer aux staphylomes partiels et à d'autres anomalies de courbure de la cornée, telles que le kérato-cône, une méthode nouvelle, qui consiste à enlever une petite rondelle du tissu du staphylome ou même de la cornée transparente. Le tissu cicatriciel qui vient combler cette perte de substance, ayant la propriété de subir avec le temps une certaine rétraction, la courbure de la cornée tend à s'améliorer de plus en plus. L'instrument dont on s'est servi est très-ingénieux et a reçu le nom de trépan oculaire. Mais cet appareil, agissant à la manière d'un emporte-pièce, doit exercer sur l'œil une certaine pression ; et pour ne pas dépasser le but, il faut faire saillir la lame du trépan d'une quantité exactement en rapport avec l'épaisseur de la membrane qu'on désire traverser complétement.

Or , si l'épaisseur d'une cornée normale est suffisamment connue, il n'en est plus de même de celle d'une cornée malade ou d'un tissu cicatriciel, parce que cette épaisseur est très-variable, et que dans le second cas, on n'a plus la transparence du tissu pour faciliter son jugement. Cette difficulté , très-réelle, retiendra, selon toute probabilité, la vogue du procédé un peu brutal de la trépanation ; mais l'expérience acquise de son utilité, quand il est bien réussi, fera conserver l'idée d'attaquer les staphylomes restreints par une section partielle, suivie ou non de suture des bords de la perte de substance, selon les circonstances. Les deux exemples suivants prouveront que l'emploi du trépan n'est pas indispensable pour mener à bonne fin une telle opération :

Un petit garçon de 12 ans, de Valence-d'Agen, me fut présenté par son père , un an après avoir reçu à l'œil gauche une large blessure, faite par un couteau, vers la réunion de la cornée et de la sclérotique. La vue avait été bientôt perdue et l'on en avait fait le sacrifice, lorsque, sans doute, par un défaut de contention suffisante, la cicatrice se laissa distendre et forma une tumeur aussi volumineuse qu'un gros pois-chiche. J'avais observé, comme tout le monde, des cas de ce genre à la suite de l'opération de l'iridectomie dans le glaucome et même, très-rarement, à la suite de l'extraction de la cataracte (cicatrisation dite cystoïde) ; jamais pourtant à ce degré, auquel on peut donner le nom de staphylome partiel.

Il s'agissait ici seulement de ramener l'œil à sa forme naturelle et j'aurais pu essayer l'emploi du trépan oculaire ; mais il me sembla plus simple et en même temps plus certain, d'agir de la manière suivante :

M'inspirant de la méthode de Critchett pour l'opération du staphylome total de la cornée, j'embrochai d'une extrémité à l'autre, la base de la tumeur à l'aide de deux aiguilles courbes, que je laissai un moment dans cette position. J'incisai ensuite largement la tumeur au-dessus des aiguilles avec le couteau effilé de Graefe ; puis je coupai de chaque côté un petit lambeau avec de fins ciseaux. Cela fait, je tirai sur les aiguilles et il ne me resta plus qu'à rapprocher les lèvres de la plaie en nouant les fils. Malgré la proximité du corps ciliaire, aucune réaction ne suivit cette opération si simple. Les fils furent enlevés le troisième jour, et la guérison eut lieu rapidement et sans accidents sous un léger bandeau.

La trépanation ne m'aurait pas permis d'enlever une aussi large portion de la cicatrice en une seule séance, et le résultat n'eût pas été plus heureux.

Le deuxième exemple, que je désire citer ici, m'est aussi fourni par un petit garçon, celui-ci âgé de 9 ans, de Saint-Antonin (Tarn-et-Garonne). Cet enfant, très-scrofuleux, portait à l'œil droit un tout petit staphylome dont la base était très-étroite, mais la hauteur assez considérable ; c'était la suite d'une perforation de la cornée mal soignée. La vue était cette fois bien conservée.

La forme de ce staphylome était celle d'un ovale allongé ; je voulus employer le trépan, mais ne sachant pas au juste l'épaisseur de la cicatrice, je donnai à la lame une saillie très-modérée, et quand j'eus mis l'instrument en action, je m'aperçus que je n'avais pas pénétré dans la chambre antérieure, le tissu cicatriciel étant plus épais que je n'avais pensé. Sans insister davantage, je fis sur le milieu de la tumeur avec un couteau étroit à cataracte, une petite section légèrement ovalaire, et je fis ensuite avec les ciseaux une section pareille et symétrique. J'obtins le même effet que par la trépanation et j'eus l'avantage d'avoir bien adapté la forme de mon icision à la forme même de l'ectasie, *ce qui n'* *peut avoir lieu* avec le trépan, de forme circulaire et non susceptible de changer selon les circonstances. L'opération n'eut aucune suite fâcheuse. Le peu d'étendue de la plaie n'exigeait pas, dans ce cas, l'emploi d'une suture.

Nous devons être tout disposés à accepter les plus grands perfectionnements possibles, dans les instruments destinés à la pratique des opérations délicates qui se font sur les yeux ; il ne faut pas cependant, sous prétexte de nouveauté, surcharger l'arsenal de la chirurgie oculaire d'instruments dont le mérite est assez facilement contestable.

IV

TROIS OBSERVATIONS D'IRITIS GRAVE.

Parmi les cas nombreux d'iritis que j'ai observés dans ces deux dernières années, il m'a semblé utile, au point de vue purement pratique, de détacher et de noter brièvement les trois observations suivantes :

Obs. I. — *Iritis séreuse double, ayant pour cause la syphilis transmise par un nourrisson. Guérison par la paracentèse de la cornée répétée huit fois.*

Une paysanne bien portante prit comme nourrice un petit enfant né à l'Hôtel-Dieu de Toulouse. Mais quelque temps après, elle vint à la consultation de l'Hôpital, ayant sur l'un des seins une ulcération persistante. L'enfant examiné, fut reconnu porteur de syphilides dans la bouche et sur diverses régions du corps. Au bout de six mois environ, cette femme fut affectée, à la paupière inférieure gauche, d'une sorte d'induration sous-muqueuse, et me fut adressée par un de mes confrères, qui trouva le cas insolite. Je crus pouvoir diagnostiquer une tumeur gommeuse syphilitique, semblable à celle que j'avais observée chez un autre malade, atteint aussi de syphilis bien confirmée. Cette malade fit un traitement mixte par les frictions mercurielles et l'iodure de potassium, et peu à peu l'affection de la paupière guérit. Cependant, quelques mois plus tard, elle fut prise tout à coup d'un trouble extrême de la vue, avec injection vive des yeux et névralgies ciliaires nocturnes. Cette fois, elle était atteinte d'une iritis séreuse

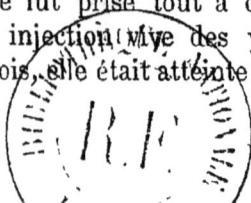

2

aux deux yeux. La chambre antérieure était très-profonde, l'humeur aqueuse entièrement louche, la cornée dépolie et chagrinée, comme dans le glaucome aigu et certaines formes de kératite diffuse ; mais il n'existait pas sur la cornée la coloration grisâtre caractéristique de cette dernière affection. La tension intra-oculaire était assez forte ; mais la profondeur de la chambre antérieure indiquait que la sécrétion exagérée venait bien de l'humeur aqueuse, contrairement à ce qui a lieu dans le glaucome.

L'affection étant, selon toute probabilité, sous la dépendance de la syphilis, je m'empressai de faire reprendre les frictions mercurielles et l'iodure de potassium ; mais au bout de quatre à cinq jours, malgré un commencement de salivation, aucune amélioration n'était encore survenue. Je pensai que l'évacuation de la chambre antérieure était indiquée, et je fis cette petite opération aux deux yeux à l'aide d'une aiguille à paracentèse de petite dimension. Dès le lendemain, il était survenu une amélioration des plus remarquables. Sans hésiter, je rouvris les petites plaies que j'avais pratiqué la veille, et fis de nouveau sortir l'humeur aqueuse.

Le mieux continuant le lendemain, je pensai qu'une nouvelle intervention était inutile, et je laissai marcher les choses d'elles-mêmes. Cependant, deux jours après, le trouble de l'humeur aqueuse s'était reproduit, ainsi que l'aspect dépoli de la cornée, et je dus rouvrir les deux yeux. J'ai fait ainsi huit fois la paracentèse de la cornée un jour entre autre à peu près ; et dès, lors la guérison s'est accusée et maintenue. Naturellement, la malade continuait pendant ce temps le traitement antisyphlitique, dont l'effet semblait pourtant bien peu influencer la marche de l'affection oculaire.

Ce fait m'a paru intéressant à noter, en ce que l'infection syphilitique produite d'une manière assez anormale a été suivie de deux affections relativement rares : la gomme de la paupière et l'iritis *séreuse* ; tandis que, en règle ordinaire, c'est l'iritis essentiellement *plastique, exsudative*, que l'on rencontre dans la syphilis. Je note de plus la ténacité de l'affection et sa résistance au traitement spécifique ; ce qui montre une fois de plus que, dans la pratique, on ne réussirait qu'incomplétement, si la cause du mal étant bien connue, on se bornait à l'emploi du traitement général que l'expérience a depuis longtemps consacré, en négligeant les indications spéciales et variables que l'état local peut fournir. Dans le cas actuel, sans l'évacuation répétée de l'humeur aqueuse, saturée de produits morbides, les accidents auraient pu avoir une mauvaise terminaison.

Obs. II. — *Iritis plastique syphilitique rebelle, guérie par l'emploi continu de compresses chaudes et humides.*

M. C... de Toulouse, âgé de 48 ans, atteint de syphilis depuis un an environ, fut frappé à l'œil droit, d'une iritis aiguë, accompagnée de douleurs si violentes, que pendant plus de vingt jours, il ne put trouver un moment de sommeil tranquille. Plusieurs applications de sangsues, le mercure jusqu'à salivation, la morphine en injections sous-cutanées, des instillations très-fréquentes d'atropine, c'est-à-dire le traitement classique, n'avaient pu amener une tendance tant soit peu marquée vers la guérison. A bout de ressources, je me souvins avoir lu dans l'ouvrage de Sœlberg-Wells, les bons effets de l'application continue de compresses trempées dans une infusion aussi chaude, pour ainsi dire, que le malade peut la supporter. Cet auteur raconte avoir vu réussir merveilleusement, à la clinique de mon ancien maître, M. de Wecker, ce moyen en apparence contraire à une affection d'une nature inflammatoire si accusée. Il affirme avoir vu ainsi se résoudre en peu de jours des condylomes syphilitiques développés sur l'iris.

Mon malade, fort intelligent, s'empressa d'appliquer jour et nuit ces compresses, retrempées chaque cinq minutes dans l'eau chaude, et je ne fus pas peu surpris lorsqu'il me raconta qu'il était, pour la première fois, réellement soulagé de ses douleurs. Ce traitement continué pendant une semaine avec une assiduité décroissante, détermina, de la manière la plus évidente, le retour graduel vers la guérison.

Je soumets à mes confrères ce moyen si simple, qui n'a que le tort d'être d'un emploi ennuyeux. Plus le cas sera grave en quelque sorte, plus le traitement antiphlogistique aura échoué, plus celui-ci semble alors indiqué, ce qui n'empêchera pas d'employer, en même temps, les moyens calmants qui ne peuvent nuire en aucune circonstance.

Le cas suivant se rapproche de celui-ci:

Iritis purulente très-intense, modifiée en quatre jours de la manière la plus heureuse, par l'emploi continu de cataplasmes chauds.

B... âgé de 42 ans, vint me consulter dans le mois de décembre 1874, pour un trouble considérable de la vue avec injection très-accusée de l'œil droit, existant depuis huit jours environ. Il raconta que l'année précédente, il avait eu une atteinte semblable aux deux yeux, mais le mal n'offrit pas le même degré de gravité. L'examen à l'éclairage latéral me montra que la pupille de l'œil droit était entièrement oblitérée par une exsudation épaisse, de la couleur du pus ; en même temps on voyait sur l'iris gonflé, de petites traînées jaunâtres, et un épanchement de pus occupait la partie la plus déclive de la chambre antérieure. Rien absolument sur la cornée. Le diagnostic ne pouvait être douteux. L'œil gauche n'offrait aucune apparence d'inflammation actuelle ; on voyait dans le champ pupillaire, sur la capsule du cristallin, une traînée de pigment, de forme circulaire, résultant de l'ancienne atteinte d'iritis. Le malade était donc sous le coup d'une récidive, et le pronostic était des plus graves pour l'œil droit.

Ne pouvant promettre grand'chose de bon, je conseillai des frictions mercurielles, jusqu'à salivation, et quatre instillations par jour d'un collyre d'atropine, sans grand espoir de pouvoir rompre des adhérences déjà bien établies ; enfin, j'engageai le malade à mettre sur son œil, jour et nuit, en les changeant chaque deux heures, des cataplasmes de farine de lin, *aussi chauds* qu'il pourrait les supporter, recouverts d'une plaque de caoutchouc, pour en empêcher autant que possible le refroidissement.

Je fus très-heureusement surpris, quatre jours seulement après, de voir que le pus s'était entièrement résorbé, et que la pupille était large et noire ; il fallait un examen minutieux pour retrouver, sur la capsule, la trace de l'inflammation qui avait été si violente. Plusieurs confrères qui avaient vu le malade à ma clinique précédemment, considérèrent avec moi ce résultat comme si prompt et si remarquable, que cela m'a donné l'idée de le publier, sans avoir d'ailleurs d'autre prétention que d'encourager d'autres praticiens à essayer un moyen si simple.

Mais n'était-ce pas le mercure et l'atropine qui avaient été les principaux agents du succès? Evidemment non, car je n'avais cru devoir ordonner que quatre instillations par jour du mydriatique ; et l'on sait qu'une iritis intense est à peine influencée par des doses considérables et répétées d'atropine.

Quant aux frictions méthodiques avec l'onguent napolitain, bien que je leur accorde la plus grande valeur d'ordinaire, je n'avais jamais vu par elles une netteté et surtout une rapidité telle d'action.

Pourquoi n'ai-je pas eu l'idée d'évacuer le pus de la chambre antérieure? Le cas m'a paru si grave, que je n'ai pas osé intervenir en diminuant brusquement la tension intra-oculaire, ce qui ne se fait pas sans provoquer une forte hypérémie des membranes profondes ; cette pratique me paraît surtout justifiée quand l'humeur aqueuse est en quelque sorte augmentée dans sa quantité, plutôt que notablement modifiée dans sa composition. C'est aussi dans les abcès de la cornée et les infiltrations purulentes graves de cette membrane, que je fais sans hésiter la paracentèse, en traversant d'un bout à l'autre l'abcès ou l'ulcère d'où est partie d'abord la suppuration, comme l'a si justement conseillé Saemisch (de Bonn).

Ainsi, il est, dans ma pensée, bien certain que dans ce cas le *cataplasme maintenu toujours chaud et appliqué d'une manière constante*, a eu presque tout le mérite.

Ce moyen a été du reste préconisé par des praticiens émérites, parmi lesquels je citerai M. Mooren (de Dusseldorf), qui le considère comme le plus puissant moyen de résolution dans la cyclite purulente. Or, cette affection est si rapprochée de celle dont je traite ici, qu'il n'existe pour ainsi dire pas de cyclite purulente qui ne se complique d'iritis de même nature, et réciproquement. Quelle différence d'action peut-il y avoir entre l'effet de compresses chaudes et humides, et celui des cataplasmes à la même température. Aucune peut-être. Mais le cataplasme paraît bien réussir contre l'état franchement purulent, et il est d'un emploi moins ennuyeux que les compresses qui mouillent nécessairement davantage les vêtements et nécessitent un changement à chaque instant. Les circonstances feront pencher pour l'un ou l'autre de ces deux moyens.

Ainsi, voilà trois cas d'iritis dans lesquels le traitement classique n'a eu qu'une utilité secondaire ; ce qui prouve bien, comme je l'ai dit plus haut, que dans des affections aussi susceptibles de nuances, il faut multiplier les ressources, et agir vite si l'on veut arriver à un résultat satisfaisant.

<hr />

V

QUELQUES RÉFLÉXIONS SUR LE MANUEL OPÉRATOIRE DE L'IRIDECTOMIE.

Jusqu'à ces dernières années, l'opération de l'iridectomie avait été exécutée de la manière suivante :

Premier Temps. — Incision de la cornée par une simple ponction à l'aide d'un couteau lancéolaire assez large, à lame droite, si comme cela avait lieu le plus souvent, on pratiquait l'incision sur le côté externe de la cornée ; à lame coudée sur le plat, afin de n'être pas gêné par la saillie de l'arcade sourcilière ou du nez, si l'on voulait inciser la cornée en haut ou en dedans.

IIe Temps. — Saisie et traction de l'iris au dehors à l'aide de pinces droites ou courbes ; manœuvre suivie de la section de la portion amenée au dehors. Les uns chloroformaient les malades pour se mettre à l'abri des dangers que des mouvements intempestifs peuvent provoquer. D'autres, craignant davantage les dangers de l'anesthésie poussée assez loin pour amener une immobilité absolue, préféraient faire courir quelques risques de plus à l'œil opéré, que d'assumer sur eux , sans une nécessité absolue , la responsabilité de la vie des malades. En somme , avec ou sans le secours du chloroforme , telle était la manœuvre opératoire, dont on peut lire la description dans les ouvrages spéciaux les plus récents.

Mais depuis que de Graefe proposa sa méthode d'extraction de la cataracte à travers une plaie de la cornée relativement étroite, avec excision d'une partie de l'iris, la facilité du maniement du couteau étroit et effilé qu'il employait pour l'incision de la cornée, séduisit les opérateurs, qui songèrent à s'en servir pour remplacer le couteau lancéolaire dans l'iridectomie ordinaire ; et cela semblait d'ailleurs si naturel , qu'il serait difficile de dire d'une manière certaine, qui a pour la première fois opéré ainsi. Cela devint un moment fort à la mode. On peut lire dans la Thèse remarquée de M. le D' Pomier, élève de M. de Wecker , sur l'iridectomie, publiée en 1870 : « *qu'il n'est pas un cas de pupille artificielle, où l'on ne puisse avec avantage substituer le couteau étroit au couteau lancéolaire ordinaire.* » Cette proposition est-elle soutenable d'une manière aussi absolue? Nous ne le pensons pas , et il ne suffirait même pas de produire des faits nombreux pour autoriser une telle opinion, suffisamment contredite, à mon sens , par quelques cas malheureux.

Il faut d'abord diviser en diverses catégories très-distinctes, les cas qui peuvent nécessiter l'opération de la pupille artificielle. Tantôt on opère sur des yeux atteints d'iritis ou d'irido-choroïdite chroniques pas trop avancés, dans lesquels la pression intra-oculaire est encore à peu près normale et qui ont une chambre antérieure d'une profondeur naturelle. Tantôt , au contraire , on a affaire à un œil atteint d'une des formes du glaucome, offrant toujours une exagération dans la pression intra-oculaire, et assez souvent alors la chambre antérieure a notablement diminué de profondeur, la pression s'exerçant principalement d'arrière en avant par suite de l'augmentation de volume du corps vitré. D'autres fois encore, la chambre antérieure est très-étroite par suite d'adhérences de l'iris dans quelque cicatrice de la cornée plus ou moins étendue ; ou enfin, la chambre antérieure est en quelque sorte supprimée par l'écoulement constant de l'humeur aqueuse, à travers un fistule de la cornée.

Je laisse volontairement de côté le premier cas, parce que j'estime que l'opération est toujours alors facile à pratiquer avec l'un et l'autre couteau, puisqu'il existe une bonne chambre antérieure. L'œil ne court pas plus de dangers que dans l'opération de la cataracte, la pression intra-oculaire modérée n'ayant pas de tendance à amener des accidents redoutables, tels que la perte d'une partie du corps vitré ; ou ce qui est bien pire encore, la luxation et l'engagement du cristallin dans la plaie.

Il n'en est plus de même quand la pression intra-oculaire est augmentée. Si la chambre antérieure offre encore une bonne profondeur, ce qui a lieu dans les formes de glaucome non inflammatoire, l'exécution de l'incision est comme dans les cas précédents facile, de quelque manière que l'on opère ; .mais l'expérience prouve, que dans un certain nombre de cas, on court le risque de voir la zonule de Zinn se rompre, le cristallin se luxer et s'engager plus ou moins dans la plaie, lorsqu'il reçoit la poussée que lui transmet le corps vitré, devenu tout à coup libre de se porter en avant. Ceci n'est pas une pure hypothèse ; de Graefe, dont on ne saurait nier l'expérience et l'habileté d'observation, ne manqua pas de signaler ce danger aux praticiens disposés à employer d'une manière habituelle son couteau étroit pour l'iridectomie ; et s'il conseilla de rester fidèle au couteau lancéolaire pour l'opération de l'œil glaucomateux, il devait avoir de bonnes raisons à l'appui, puisqu'il refusait de sanctionner pour ce cas spécial, les avantages reconnus de son couteau, dans l'extraction de la cataracte.

Comparons un instant ce qui se passe, selon que l'on emploie le couteau lancéolaire ou le couteau étroit.

Dans l'ancien procédé, quand la pointe du couteau lancéolaire a pénétré dans l'œil, si la main de l'opérateur est ferme et ne recule pas, tant que la lame chemine dans la chambre antérieure, il ne se perd pas une goutte d'humeur aqueuse, et par conséquent la pression intra-oculaire restant la même, aucun organe interne ne peut se déplacer. Aussitôt que la plaie a atteint la largeur voulue, un opérateur exercé baisse tranquillement le manche de son instrument; et la pointe de la lance vient, par ce mouvement de bascule, toucher la face postérieure de la cornée, ne risquant plus de blesser la lentille au moment où celle-ci se portera en avant par suite de la sortie de l'humeur aqueuse. Puis, il retire lentement son instrument, de sorte que l'humeur aqueuse s'échappe sans précipitation; l'iris et le cristallin ne peuvent être blessés puisqu'ils sont seulement en contact avec le plat de la lance.

Au contraire, si l'on se sert du couteau étroit, la ponction et la contre-ponction étant faites, aussitôt que l'on exécute aussi doucement que possible, le mouvement de scie destiné à inciser la portion de la cornée qui se trouve sur le tranchant de l'instrument, l'humeur aqueuse s'échappe d'autant plus brusquement que la pression intra-oculaire est plus forte, et le cristallin poussé en avant par le corps vitré, vient s'appuyer contre le dos de la lame du couteau, n'ayant d'autre protection que l'iris qui est au devant de lui. Si à ce moment le malade est indocile, il arrivera facilement que l'enveloppe si mince du cristallin fortement pressée sur le dos du couteau par l'intermédiaire de l'iris sera rompue, et l'on aura une cataracte traumatique avec des conséquences déplorables.

Cet accident m'est arrivé l'année dernière chez une femme de Saverdun (Ariége) atteinte de glaucome aigu; j'en fus seulement averti en voyant des masses corticales transparentes sortir par la plaie, après une pression extraordinaire de la malade; je fus obligé d'aller chercher le noyau avec une curette et de l'extraire incomplétement, à travers cette incision trop étroite. L'œil fut perdu; mais la malade n'accusa qu'elle-même de cet insuccès. Cependant, bien que pour ce motif, ma responsabilité fût assez à couvert, je me dis que si j'avais opéré avec le couteau lancéolaire, un tel accident ne se serait peut-être pas produit.

Pareille chose m'arriva chez une autre malade, qui avait été frappée de glaucome suraigu, à la suite d'une violente colère. Elle souffrait beaucoup au moment de l'opération et exerça de telles contractions, que le cristallin exprimé avec la plus grande force sortit par morceaux à travers la plaie, et le corps vitré tout entier s'évacua peu à peu, en même temps qu'avait lieu une hémorrhagie intraoculaire.

Deux autres fois encore, le cristallin s'est luxé et a été étranglé dans la plaie, au moment de la brusque sortie de l'humeur aqueuse, et malgré tous mes efforts, cela a entraîné l'insuccès de l'opération.

Ce sont ces quatre faits malheureux sur une centaine d'iridectomies, qui ont éveillé mon attention, parce que trois fois sur quatre, cela s'est produit par l'emploi du couteau étroit; et la quatrième fois, avec le couteau lancéolaire coudé, l'opération ayant été faite en haut. *Jamais cela ne s'est produit quand j'ai opéré sur le côté externe de la cornée avec le couteau lancéolaire droit.* Quels sont donc les inconvénients sérieux que l'on reproche à ce dernier ?

La plaie que l'on obtient avec lui est souvent trop étroite, dit-on. Ce motif n'est pas sérieux. Si l'on opère bien on arrive à faire une plaie suffisante qu'on agrandit un peu en retirant l'instrument, si l'on appuie du tranchant, d'un côté ou de l'autre de l'incision.

La plaie faite avec le couteau étroit est plus régulière, dit M. Pomier dans sa thèse, s'inspirant de la pratique de M. de Wecker. Cette raison n'est pas non plus très-justifiée ; car la plaie faite avec le couteau étroit n'est pas toujours régulière, comme le montre la cicatrice qu'elle laisse, et d'ailleurs, la régularité absolue n'est nullement nécessaire. Ce qui est bien plus utile, pour l'application facile des deux lèvres de la plaie et la cicatrisation rapide, c'est précisément le biseau que forme la plaie exécutée au couteau lancéolaire ; de telle sorte que le bandeau compressif en permet la guérison dans les 24 heures.

Dans un seul cas, le couteau lancéolaire droit offre un maniement des plus difficiles ; c'est quand on a affaire à un de ces cas de glaucome suraigu, avec effacement presque complet de la chambre antérieure et dilatation très-marquée de la pupille. C'est alors que de Graefe conseillait de faire contracter la pupille à l'aide de l'extrait de Calabar, afin que l'iris protégeât le cristallin ; l'opérateur cherchant évidemment en faisant avancer le couteau lancéolaire, à demeurer dans un plan bien parallèle à celui de l'iris.

C'est aussi dans ce cas qu'on a surtout conseillé l'emploi d'une lame dont la pointe effilée glisse, en quelque sorte, très-aisément dans la chambre antérieure la plus effacée, sans qu'il soit besoin pour faire la contre-ponction, de présenter la pointe à la hauteur de la pupille au devant de la lentille, qu'on craint de blesser. Mais c'est aussi alors, que la pression intraoculaire est extrême et que la détente brusque amenée par l'échappement subit de l'humeur aqueuse, peut être la cause de la luxation du cristallin ; il faut donc employer les moyens les meilleurs, pour éviter la diminution brusque de la pression intraoculaire. Le moyen le plus sûr, pour arriver à ce but, c'est d'employer, comme autrefois, le couteau lancéolaire droit, et d'opérer sur le côté externe de la cornée; en outre, l'immobilité étant indispensable pour une opération si délicate, il faut donner du chloroforme au malade, si l'on a la moindre raison de se défier de lui. J'ajouterai que dans le glaucome aigu, l'expérience semble prouver qu'une pupille, même étroite, bien placée à la périphérie, réussit à diminuer convenablement la tension de l'œil. En conséquence, il vaudrait mieux faire une pupille un peu trop étroite, fallut-il refaire plus tard cette opération bénigne, quand la chambre antérieure sera plus profonde.

Quant à la position vicieuse de la pupille sur le côté externe de l'œil, entièrement pénétrée par la lumière, cet inconvénient ne peut être comparé en aucune façon à la production d'accidents capables de détruire la vue sans retour ; et tous les malades aimeront bien mieux être un peu éblouis par la lumière, que de s'exposer à des accidents sans remède. La garde-malade de ma clinique est opérée ainsi depuis plus de 7 ans, et sa vue n'a cessé de gagner depuis l'opération ; elle peut coudre et lire.

Reste à examiner le cas de la diminution de la profondeur de la chambre antérieure, par suite de synéchies antérieures ou d'une fistule de la cornée. Je dois dire que dans ces deux dernières circonstances, j'approuverai entièrement l'emploi du couteau étroit. La meilleure raison est dans une plus grande facilité relative d'exécution, et chose plus importante encore, dans l'absence des dangers de la diminution brusque de la pression intraoculaire. Si l'œil est dur par suite de synéchie antérieure, ce n'est pas ici comme dans le glaucome vrai, par une augmentation de volume du corps vitré ; le fond de l'œil n'a guère souffert ; l'humeur aqueuse s'évacue sans des risques aussi grands, et à peu près dans les mêmes conditions que pour l'opération de la cataracte.

Si l'œil est mou par suite d'une fistule permanente de la cornée, la chambre antérieure n'existe en quelque sorte pas et la lame effilée du couteau étroit peut seule s'insinuer entre l'iris et la face postérieure de la cornée ; je me souviens d'avoir deux fois agi ainsi avec succès, alors que je n'aurais pu songer de faire une plaie convenable avec le couteau lancéolaire. Celui-ci aurait encore nécessité comme difficulté plus grande, pour faire pénétrer la lance, une pression assez difficilement supportée sans dangers, par un œil d'une consistance très-inférieure à la normale.

Je résumerai les considérations que j'ai désiré présenter sur cette question d'une haute importance pratique, dans les propositions suivantes :

1º L'incision de la cornée dans l'opération de l'iridectomie sur un œil d'une consistance normale, avec une bonne
chambre antérieure, peut se pratiquer indifféremment avec
le couteau lancéolaire ou avec le couteau étroit qui sert
aujourd'hui pour la pratique de l'extraction linéaire avec
iridectomie ;

2º Si l'on opère sur un œil dont la tension est exagérée, comme cela a lieu dans les diverses variétés du glaucome, on devra opérer avec le couteau lancéolaire ; l'incision sera faite sur le côté externe de la cornée, avec le
couteau lancéolaire droit dans les cas les plus difficiles, ou
bien avec le couteau lancéolaire coudé, si l'on veut opérer
dans le haut de la cornée ; dans ce dernier cas, il sera
prudent de s'aider du chloroforme.

3º Quand la chambre antérieure est devenue très-étroite
par suite d'adhérences de l'iris à la cornée, même si l'œil
est plus dur qu'à l'état normal, on peut sans courir autant
de dangers que précédemment et beaucoup plus facilement,
employer un couteau à lame étroite.

4º Il en sera de même, si par le fait d'une fistule permanente de la cornée, la tension de l'œil est très-diminuée
et la chambre antérieure presque absente. Ici les difficultés
opératoires feront de l'emploi du couteau étroit, une véri-
table obligation.

VI

QUELQUES CAS DE CORPS ÉTRANGERS DANS L'OEIL.

J'ai eu l'occasion d'observer un certain nombre de malades, qui à la suite d'accidents de diverse nature, ont reçu dans l'œil, plus ou moins profondément, des corps étrangers, dont l'extraction a été trop souvent impossible. Je citerai ici les plus intéressants, en commençant par ceux où le corps étranger n'a pas atteint une grande profondeur.

Obs. I. — *Neuf épines de cactus implantées dans la cornée, faisant saillie dans la chambre antérieure, et nullement à la surface de l'œil; extraction.*

Un surveillant de l'orphelinat de Saverdun (Ariége), se trouvait dans la cour pendant une récréation, lorsqu'un enfant jouant avec un de ses camarades, le frappa au milieu de l'œil droit, d'un morceau de tige de cactus, recouvert d'épines très-nombreuses et d'une extrême finesse. Dans les 24 heures, des douleurs très-vives et une inflammation des plus violentes se montrèrent, et le malade vint me consulter.

Un examen minutieux me permit de m'assurer que neuf épines avaient pénétré dans la cornée; plusieurs faisaient dans la chambre antérieure une saillie d'un millimètre environ. Au contraire, rien ne débordait au dehors, car il me fut impossible de rien saisir avec les pinces les plus fines. L'humeur aqueuse était déjà notablement troublée et il existait un léger épanchement de pus dans la partie déclive de la chambre antérieure.

Comme il y avait urgence à extraire les corps étrangers, je fis au niveau de chaque piqûre, une petite incision *superficielle* avec un couteau très-effilé, et je parvins ensuite, à l'aide des pinces, à retirer sept des petites épines, très solidement implantées ; mais il en resta deux, qu'il me fut impossible d'atteindre ainsi. Après d'inutiles efforts, je pensai que je pourrais les extraire, si, pénétrant exactement au point d'entrée de l'une d'elles, j'allais ensuite à la rencontre de l'autre, à travers la chambre antérieure et si je parvenais à passer d'arrière en avant avec la pointe de mon couteau à cataracte, juste dans le trajet qu'avait suivi le corps étranger, en transperçant la cornée. Cela m'offrait, en outre, l'avantage de vider la chambre antérieure du pus qu'elle contenait. Je réussis à ébranler ainsi la première des épines, et à l'enlever ; mais je ne pus enlever l'autre au devant de laquelle je vis avec appréhension l'iris se précipiter, quand l'humeur aqueuse sortit de l'œil.

Je dus laisser les choses ainsi, le malade et moi étant fatigués par cette opération très-laborieuse. Je m'attendais à trouver l'œil le lendemain envahi par la suppuration ; mais au contraire, l'humeur aqueuse était d'une limpidité parfaite, tout comme si j'avais simplement pratiqué l'incision de Sœmisch pour un ulcère serpigineux de la cornée. Je parvins cette fois à saisir la dernière épine et mon malade guérit, comme par enchantement, d'une atteinte si dangereuse selon toutes les probabilités.

OBS. II. — *Fragment de capsule dans l'iris. — Irido-cyclite ayant nécessité l'énucléation de l'œil, après huit mois de souffrances.*

Ce titre en dit assez pour qu"il me suffise de peu d'explications.

Un enfant de 13 ans se trouvait à une petite distance d'un de ses camarades, qui faisait éclater des capsules avec un tout petit pistolet. Tout à coup, il sentit une légère douleur à l'œil gauche, bientôt apaisée. Quand je l'examinai, trois ou quatre jours après, il me fut impossible de voir aucune trace de blessure sur la cornée ; en un point, l'iris était recouvert d'une exsudation purulente ; mais je ne pus voir aucun fragment métallique. Malgré tous mes soins, la suppuration gagna lentement le fond de l'œil et l'organe s'atrophia un peu. Mais les souffrances devinrent intolérables ; l'autre œil fut pris de photophobie persistante, ce qui me fit pratiquer l'énucléation de l'œil blessé, de peur de voir se développer l'ophthalmie sympathique. Je retrouvai dans l'œil excisé un tout petit fragment de capsule en cuivre rougeâtre, caché sous l'iris, si mince que l'on pouvait bien comprendre pourquoi sa pénétration n'avait laissé aucune trace. L'autre œil fut aussitôt débarrassé de toute inflammation.

De tels exemples, trop fréquents, devraient bien engager les parents à empêcher un amusement si dangereux.

Obs. III. — *Corps étranger ayant troué l'iris et blessé le cristallin ; rétablissement de la vue à un degré remarquable.*

Un homme de 35 ans, de Gaillac (Tarn), en tirant un coup de fusil, ressentit à l'œil gauche une petite douleur qui fut de courte durée. La vue s'affaiblit peu à peu sans douleurs, et revint graduellement au bout de quelques mois ; mais il resta définitivement un certain trouble, et c'est ce qui engagea le malade à venir me consulter plusieurs années après cet accident.

En examinant l'œil avec le miroir ophthalmoscopique seul, j'aperçus aussitôt que directement au-dessous de la pupille, existait dans l'iris une petite ouverture semblable à un fort trou d'épingle, à travers laquelle on voyait le fond rouge de la choroïde, comme à travers la pupille elle-même. Je mis aussitôt un verre convexe nº 4 1/2 au-devant de l'œil, et la vue se trouva améliorée d'une manière surprenante.

Évidemment dans ce cas, un corps étranger avait blessé l'iris et la lentille, sans qu'il survint d'autre accident que la résorption graduelle du cristallin, finalement aussi parfaite qu'elle peut l'être après la discision la mieux réussie. Il est de toute évidence que le cristallin n'existe plus dans cet œil, puisque un verre d'opéré de cataracte rétablit la vision complétement.

Un tel concours de circonstances m'a paru assez rare pour offrir au lecteur un certain intérêt.

Obs. IV. — *Pénétration. d'un corps étranger dans l'œil en haut, tout près du nerf optique, par une blessure faite au sourcil. Rétablissement remarquable de la vue, sans aucun traitement.*

M. Jarlan, élève d'une Institution de Toulouse, assistait avec ses camarades à une expérience de chimie, quand une cornue éclata avec une telle violence, qu'on ne retrouva que des fragments tout petits, répandus un peu partout sur le sol. Le jeune Jarlan sentit un peu de douleur au niveau du sourcil gauche, et comprit à un léger suintement de sang, qu'il était blessé en ce point. Quelques instants après, il s'aperçut que sa vue était troublée, et il vint me trouver.

Malgré toute mon attention, je ne pus constater sur l'organe, dans toutes les régions que l'on peut apercevoir à l'œil nu, aucune trace d'ecchymose, ni de blessure. Or, j'avais tout'de suite pensé qu'un petit éclat de verre avait dû pénétrer profondément. Je ne fus pas peu surpris en examinant le fond de l'œil à l'ophthalmoscope, de voir en haut et en dedans, tout près du nerf optique, une blessure de la sclérotique qui, avec le grossissement ordinaire, semblait longue d'un centimètre et demi au moins ; de chaque côté on voyait la choroïde déchirée, et au-dessous, une grande extravasation de sang dans la rétine également déchirée et soulevée ; il était bien évident que la petite plaie du sourcil avait été le point de pénétration du corps étranger. Mais pour qu'il fût possible qu'un corps étranger fût venu ainsi de haut en bas, il fallait admettre qu'un fragment de verre était allé d'abord frapper les murs.ou le plafond, et était venu ensuite blesser le sourcil par ricochet. Il ne m'a pas été possible de découvrir le corps étranger probablement caché sous la portion de la rétine soulevée par une extravasation sanguine. Pendant quelques jours je pus étudier avec soin cette magnifique lésion, le malade n'en souffrant en aucune manière ; cependant, peu à peu le corps vitré s'obscurcit par suite de l'épanchement d'une certaine quantité de sang, et la vue qui permettait encore la lecture diminua notablement. Chose remarquable, peu à peu, sans aucun traitement, le corps vitré a repris sa transparence parfaite et le malade, deux ans après l'accident, lit couramment le n° 1 de l'échelle de Jæger.

3

A la place de la blessure de la sclérotique, est une plaque d'une couleur gris-perle à contours très-vagues, réfléchissant fortement la lumière, entourée de pigment. Il n'existe plus trace du décollement de la rétine. Le malade n'est nullement étonné de la terminaison heureuse de sa maladie, car il n'a jamais souffert.

L'autre œil n'a pas encore éprouvé le moindre accident, la portion postérieure de l'œil blessé ayant seule été atteinte.

J'ai vu un autre cas offrant quelques points de ressemblance avec celui-ci. Un élève du lycée de Toulouse fut atteint à l'œil gauche d'un petit éclat de verre, provenant aussi de l'éclatement d'une cornue dans une expérience de chimie. Cette fois l'incision a eu lieu à la réunion de la cornée et de la sclérotique, dans l'étendue de 5 à 6 millimètres; l'iris a fait hernie et je l'ai excisé : la plaie a guéri ensuite parfaitement; mais il s'est produit, dès le début, une hémorrhagie intraoculaire qui a masqué ce qui se passait au fond de l'œil. Le cristallin n'a pas été atteint. La vue est restée très-mauvaise, bien qu'aucun signe d'inflammation n'ait paru à aucun moment. L'autre œil n'a nullement souffert. Cet accident date pourtant aujourd'hui de plus d'une année.

Obs. V. — *Fragment de fonte d'un centimètre de longueur couché derrière l'iris.* — *Extraction.* — *Perte de la vue avec conservation parfaite du globe oculaire.* — *Pas d'accidents sympathiques.*

M. B..., fondeur à Villefranche (Aveyron), burinait une pièce de fonte encore brûlante, lorsqu'il reçut dans l'œil un fragment de ce métal. Après d'inutiles efforts d'extraction, le malade vint me trouver. On apercevait dans la pupille un peu irrégulière, l'iris ayant été déchiré un peu, un corps étranger blanc jaunâtre, qui en occupait la plus grande partie. Dans le but de l'extraire, je pratiquai sur la cornée une incision que je fis aboutir à l'extrémité de la plaie par laquelle le morceau de fonte avait pénétré. Avec de fines pinces, je saisis plusieurs fois sans succès le corps étranger par sa face supérieure glissante; enfin, j'eus l'idée de passer une branche de la pince au-dessous, et j'amenai le fragment métallique vers la plaie en le redressant. J'attirai ainsi lentement au dehors, un morceau de fonte large de 3 millimètres, et long d'un centimètre au moins, qui était caché sous l'iris.

A la suite de cette opération il y eut suppuration modérée de la plaie et de l'iris au niveau de sa blessure ; au bout de quelque temps, l'œil a cependant guéri sans aucune tendance à l'atrophie. Le malade n'a plus ressenti aucune douleur ; mais la vue a été abolie entièrement. L'autre œil est resté parfaitement sain. La guérison date de plus de six mois aujourd'hui.

Il est inutile de faire ressortir combien l'extraction des corps étrangers de l'œil est utile, quand elle est possible.

Obs. VI. — *Pénétration d'un fragment de fer très-petit dans l'œil, par le milieu de la cornée; phlegmon de l'œil et de la capsule de Tenon.*

Il y a quelques mois, un jeune ouvrier de l'arsenal de Toulouse, frappant à coups redoublés sur l'extrémité d'un boulon de fer, fut atteint par un petit éclat à l'œil droit. La vue fut immédiatement abolie, ce qui l'engagea à venir me trouver. Il existait au milieu même de la cornée une plaie de 5 millimètres au plus, légèrement anguleuse dans sa partie moyenne ; l'iris n'avait reçu aucune atteinte ; le cristallin, au contraire, était visiblement blessé, et sa transparence n'était déjà plus parfaite. Je conseillai l'atropine et des compresses glacées; mais dans moins de vingt-quatre heures, la suppuration avait envahi l'œil tout entier, avec tuméfaction considérable des paupières. La nuit suivante, les douleurs devinrent intolérables, et quarante-huit heures après l'accident, je dus ouvrir largement l'œil pour évacuer le pus et soulager le malade. Il y eut, en effet, une certaine amélioration ; mais, deux ou trois jours après, malgré l'emploi constant de cataplasmes et la suppuration de l'œil s'écoulant pourtant avec facilité, le gonflement du second jour s'accentua davantage ; il survint une recrudescence des douleurs. Le malade resta néanmoins sans fièvre vive : une application de sangsues ne changea rien à la situation. Au bout de quatre à cinq jours, il me sembla indispensable d'intervenir, de peur que la suppuration en se faisant jour en arrière, n'amenât une inflammation cérébrale et la mort.

Je vis le malade avec un de mes confrères, qui devait lui donner du chloroforme pendant l'opération ; j'étais tout dis-

posé , selon le conseil de Richet, a inciser l'abcès dans la partie
déclive de l'orbite, lorsque j'aperçus à un demi-centimètre environ du haut de la cornée, au niveau du bord interne du muscle
droit supérieur, une tumeur formée par le soulèvement de la conjonctive , à travers laquelle on voyait la couleur du pus. J'incisai
simplement l'abcès en ce point; il s'écoula du pus en abondance ;
un stylet introduit dans la plaie , me conduisit en suivant très-
exactement la paroi supérieure du globe oculaire, jusqu'au fond
du foyer purulent. Cela me fit penser que l'abcès siégeait
en dedans de la capsule de Tenon. Deux fois par jour je
vidai l'abcès avec soin. Le surlendemain il se présenta une
petite tumeur comme la précédente, située cette fois au
niveau du bord externe du muscle droit supérieur; je l'incisai
et trouvai un trajet identique au premier, mais sans commu-
nication manifeste avec celui-ci.

J'eus des appréhensions sur les suites de cet abcès extra-ocu-
laire, provoqué très-probablement par la présence du corps étranger , qui lancé avec la plus grande violence, avait pu traverser
l'œil de part en part, pour aller se perdre dans l'espace existant
entre l'œil et la capsule de Tenon qui l'enveloppe de toutes parts.
Cependant, malgré la position défectueuse des ouvertures , je parvins, en appuyant un stylet sur le globe, à vider chaque fois entièrement le pus et à empêcher par conséquent les mauvais
effets de la stagnation de ce liquide au fond de l'orbite. Au bout
de huit à dix jours il ne s'écoula plus de pus, et peu à peu la
guérison s'établit, en même temps que l'atrophie progressive du
globe oculaire.

Jusqu'à présent, cinq mois après cet accident terrible, aucune
menace d'affection sympathique de l'autre œil ne s'est montrée et
tout danger semble passé ; d'abord , parce qu'il est de *règle* que la
suppuration *complète* d'un œil n'est pas d'ordinaire suivie d'accidents sympathiques ; et d'un autre côté, parce que déjà le corps
étranger a dû s'enkyster dans une position fixe, puisqu'il n'est
resté au bout de très peu de temps, ni trajet fistuleux ni douleur
d'aucune sorte.

J'ai rencontré deux autres cas, offrant avec celui-ci certains points de ressemblance, que je citerai sans grands
détails. Ils viennent aussi à l'appui de cette thèse, que l'affection sympathique est peu à redouter, quand la suppura-

tion rapide de l'œil est suivie bientôt de l'atrophie très-prononcée de l'organe ; mais, au contraire plus à craindre à la suite de l'inflammation lente et douloureuse, qui accompagne les blessures du corps ciliaire, surtout quand elles sont compliquées de la présence d'un corps étranger.

Une femme de 40 ans reçut aussi, dans le milieu de la cornée, un petit éclat de verre, lancé avec force ; dans les 24 heures, un phlegmon de l'œil, d'une extrême intensité, s'est produit; mais les accidents se sont amendés aussitôt que, par une incision en croix, j'ai donné une large issue à la suppuration. Le corps étranger n'a pas été retrouvé; et cependant, il est bien probable que pour produire des accidents d'une telle violence, il a dû rester au fond de l'œil après y avoir pénétré. L'atrophie de l'organe blessé a été d'ailleurs la fin de tous les accidents; car l'autre œil n'a nullement souffert.

Un jeune homme, employé du chemin de fer, à Figeac (Lot), fut frappé aussi à la partie supérieure de la cornée, par un éclat de bois, qui lui fit une assez large blessure. Il n'a pas été possible de savoir si le corps étranger est retombé ou a pénétré profondément dans l'œil. Un phlegmon de l'œil s'est aussi développé, et j'ai dû évacuer le pus par une incision. Mais au bout de quelques jours, alors que l'œil ne donnait presque plus de suppuration, les tissus de l'orbite se sont gonflés, de manière à faire craindre un phlegmon orbitaire. Pourtant, la résolution s'est produite sans que j'aie eu besoin d'intervenir. Le malade a ensuite guéri sans accidents du côté de l'autre œil.

Tels sont les cas principaux de blessures des yeux avec pénétration de corps étrangers, que j'ai observés dans ces derniers temps : je néglige volontairement de noter ici quelques malades, ayant perdu les deux yeux, qui m'ont été présentés quelque temps après l'accident primitif : coup de fusil, chargé de plomb de chasse, tiré de plus ou moins près.

Au sujet de ces faits, je crois pouvoir émettre l'avis que, d'une manière générale, il serait bien difficile de faire accepter d'ordinaire des malades et de leur entourage, qu'un œil

*atteint d'une lésion, qui en amènerait la perte à peu près cer-
taine*, devrait être séance tenante enlevé, *avant que l'inflammation se soit emparée de lui*. Il est bien peu de malades, qui
venant d'être frappés d'un accident, si grave qu'il soit, vou-
draient consentir à ce cruel sacrifice. Il est impossible qu'ils
ne conservent pas, au moins pendant quelques jours, l'espoir
que cet accident n'aura pas de suites trop fâcheuses. Puis,
les phénomènes inflammatoires se précipitent, et avec eux
l'impossibilité de sacrifier l'œil sans trop de risques.

La proposition précédente, faite, je crois, au dernier con-
grès ophthalmologique de Londres, par des praticiens de
premier ordre, et basée sur l'idée fort juste qu'un œil perdu
est un organe inutile et dangereux à garder, ne semble pas
tout à fait pratique. J'ajouterai, d'après tous les faits précédents, que je pourrais multiplier au besoin, que la menace
de l'ophthalmie sympathique, si grave pour l'autre œil, n'est
pas d'une extrême fréquence : aussi, bien que tout à fait
partisan de l'excision de l'œil blessé, à la moindre menace
pour l'autre, il me paraît convenable, quand un grave
accident arrive, de soigner pour le mieux l'œil blessé, en
disant énergiquement au malade toute la vérité ; de manière
que, prévenu de la possibilité d'un terrible danger, il
s'empresse de venir trouver l'opérateur, aussitôt qu'il
éprouvera le plus petit phénomène susceptible d'éveiller
son attention et ses craintes. Ainsi, on supportera sans
autant de peine la responsabilité assez lourde du praticien,
dans de si graves conjectures.

VII

CONCRÉTION DÉVELOPPÉE DANS LE CONDUIT LACRYMAL INFÉRIEUR AUTOUR D'UN CIL.

Dans ma dernière publication (1873), j'ai donné l'observation de concrétions calcaires multiples, renfermées dans le conduit lacrymal supérieur, chez une femme de 72 ans, ayant amené dans cette région une tumeur presqu'aussi volumineuse qu'une noix ; bien que de tels faits soient rares, j'ai eu, depuis cette époque, l'occasion de constater deux cas du même genre ; mais avec des particularités un peu différentes ; et, cette fois, dans le conduit lacrymal inférieur. Ce sont encore des femmes qui en ont été les sujets. L'apparence était celle, décrite par les auteurs, d'une tuméfaction siégeant un peu au-dessus et sur le côté externe de la région qui se tuméfie dans les cas de tumeur du sac lui-même. Le point lacrymal était dilaté et laissait échapper un peu de suppuration. En somme, cet aspect m'a paru assez caractéristique pour que, la dernière fois, j'aie nettement précisé le diagnostic avant toute opération. Dans les deux cas, une simple incision du conduit, d'un coup de ciseaux, m'a permis de retirer le corps étranger avec des pinces.

La première malade portait une concrétion dans le conduit lacrymal inférieur, du volume d'un petit pois, blanchâtre, sans autre particularité à noter. L'autre, a offert ceci de singulier, que lorsque j'ai écrasé la concrétion entre les mors d'une pince, j'ai aperçu dans le milieu, un cil qu'il a été facile de retirer de cette espèce de gangue. Ainsi, un cil ayant séjourné sans doute dans le cul-de-sac inférieur avait pénétré dans le conduit à travers le point lacrymal, s'y était arrêté et avait déterminé autour de lui un amas d'une substance jaunâtre friable, ressemblant à du pus desséché, mêlé de substance calcaire.

La forme de cette concrétion était ovoïde, exactement moulée sur celle du conduit graduellement dilaté. Sa consistance n'était pas aussi grande que celle des cinq calculs que j'ai trouvés chez ma malade d'il y a deux ans. Manifestement, le cil avait provoqué autour de lui la formation d'une concrétion, de la même manière qu'on voit se former dans la vessie un calcul autour d'un bout de sonde demeuré dans cet organe, à la suite d'un catéthérisme malheureux ou mal fait.

J'ai bien trouvé dans certains ouvrages, la relation de cils, de cheveux ou d'autres corps étrangers s'étant engagés plus ou moins avant, par le point lacrymal, dans le conduit inférieur ; mais je n'ai vu nulle part, que cela ait déterminé la production de concrétions du conduit dans lesquelles on les ait trouvées entièrement enveloppées ; et c'est ce motif qui m'a engagé à le noter ici, comme pendant du cas très-original par le nombre et le volume des concrétions, que j'avais une autre fois rencontré.

Il n'y a plus pour moi le moindre doute que, lorsqu'on a une fois observé avec soin cette affection, on ne puisse poser le diagnostic précis, avant même d'avoir introduit dans le point lacrymal anormalement dilaté, un stylet explorateur.

VIII

EXTIRPATION COMPLÈTE, SANS ACCÍDENTS, D'UN LIPOME VOLUMINEUX
DÉVELOPPÉ SUR LE GLOBE DE L'OEIL.

Les tumeurs graisseuses de la conjonctive, d'un certain volume, sont rares ; c'est ce qui m'a déterminé a relater ici le seul cas que, sur plusieurs milliers de malades, il m'a été donné d'observer :

Une fille de 18 ans, d'une belle santé, me fut amenée de l'hôpital Saint-Jacques, à Toulouse, où elle était employée comme ouvrière à la lingerie. En écartant les paupières de l'œil gauche, on apercevait sur le globe, à quelques millimètres de la cornée, dans l'espace qui existe entre le muscle droit supérieur et le droit externe, une tumeur jaunâtre de la forme et à peu près du volume d'une très-grosse amende, placée horizontalement et offrant un prolongement qui descendait jusqu'au cul-de-sac inférieur externe. La tumeur paraissait arriver bien près de la petite portion de la glande lacrymale qui repose sur le globe de l'œil, en haut et en dehors. Au dire de la malade, cette tumeur avait. toujours existé ; mais depuis quelque temps elle avait très-sensiblement grossi et, glissant fréquemment entre les paupières, elle la gênait beaucoup dans son travail.

Comme l'augmentation du volume de la tumeur était assez rapide et que l'on pouvait craindre de plus grandes difficultés opératoires, je me décidai à l'enlever, sans plus tarder. Soulevant un pli de la conjonctive, au centre de la tumeur, je l'incisai à l'aide des ciseaux mousses qui servent pour l'opération du strabisme ; puis, à l'aide de petits coups de ciseaux répétés, je séparai peu à peu, d'une manière parfaite, toute la tumeur de la conjonctive, à laquelle elle adhérait très-modérément, sauf au centre, où la conjonctive était très-épaissie et très-dure. Saisissant ensuite la tumeur avec des pinces, je la détachai nettement de la sclérotique par plusieurs coups de ciseaux. Il se trouva alors une plaie, qui laissait l'œil à nu sur une assez grande étendue ; mais j'avais évité avec soin de perdre du tissu de la conjonctive et je parvins à l'aide de cinq points de suture à fermer en entier toute la perte de substance.

La tumeur examinée au microscope ne montra absolument qu'un amas de cellules graisseuses, si facile à distinguer de tous les autres éléments qu'on peut rencontrer. J'avais donc eu affaire à un vrai lipome et cela me fit espérer une guérison définitive. La tumeur était, du reste, exactement placée au lieu d'élection que divers opérateurs ont reconnu plus favorable au développement du lipome, sur le globe de l'œil. Les suites de l'opération furent des plus bénignes ; j'enlevai les sutures le troisième jour. Une semaine n'était pas passée que la guérison était complète. Depuis plus d'un an déjà, aucune apparence de récidive n'existe à un degré quelconque.

IX

RELEVÉ STATISTIQUE DE 92 NOUVELLES EXTRACTIONS DE CATARACTE SELON LA MÉTHODE DITE LINÉAIRE , AVEC IRIDECTOMIE.

J'ai publié, en 1873, une statistique de 114 extractions, faites d'après la méthode de Graefe, légèrement modifiée. Comme la plupart des opérateurs qui mettent ce procédé en pratique, je taille un petit lambeau dont les extrémités rentrent à peine dans le tissu sclérotical et dont le sommet ne dépasse pas le bord supérieur de la cornée ; je coupe ensuite l'iris plus ou moins, selon sa tendance à faire hernie dans la plaie. Il est capital de faire la section de l'iris avec le plus grand soin et d'éviter, par tous les moyens, l'enclavement, d'une partie de cette membrane dans la cicatrice.

Sur 114 opérations, j'avais eu 9 insuccès, ce qui équivaut à la proposition de 8 pour 100. J'observais alors que cette statistique comprenant mes premières opérations, je pouvais espérer obtenir un peu mieux à l'avenir. C'est avec satisfaction que je viens aujourd'hui fournir les résultats de 92 nouvelles opérations., sur lesquelles je n'ai eu que 6 insuccès, ce qui abaisse la moyenne de plus de 1 pour 100. J'ajouterai que plusieurs ont eu pour cause, comme on le verra, l'indocilité des malades ou une complication non imputable à la méthode employée.

Comme je me suis assuré si tous les yeux opérés avaient une assez bonne perception lumineuse avant l'opération, je n'ai voulu retirer, cette fois, de la statistique, aucune des opérations que j'ai pratiquées depuis ma dernière publication, à laquelle je renvoie d'ailleurs pour tous renseignements, concernant ce que j'entends par succès, demi-succès et insuccès.

J'ai tenu à donner encore les noms, l'âge et la résidence de tous mes opérés, afin que mes confrères de la région qui m'ont fait l'honneur de m'adresser des malades, puissent reconnaître qu'il n'y a, dans cette note, aucune omission d'insuccès.

J'ai pratiqué 92 extractions de cataracte sur 76 malades.

60 fois l'opération a été faite sur un seul œil, et j'ai obtenu 54 succès complets.

Voici les noms de ces malades :

1. Boyer Jean, 65 ans, de Perpignan (Pyrénées-Orientales).
2. Gauthier Marguerite, 76 ans, rue Bachelier, 15, à Toulouse.
3. Mme de Labadie, 77 ans, à Saint-Sever (Landes).
4. Bastoul, 68 ans, rue Caraman, 8, à Toulouse.
5. Mlle de Vaillac, 68 ans, château de Larra, près Grenade (Haute-Garonne).
6. Dartigues, 63 ans, boulevard du 22 Septembre, 55, à Toulouse.
7. Caylac Charles, 43 ans, rue de l'Homme-Armé, 11, à Toulouse.
8. Clamens Jean, 52 ans, de Labastide-Saint-Pierre (Tarn-et-G.)
9. Estieu, 56 ans, cordonnier à Villefranche-Lauragais (Hte-G.)

10. Mlle Jacquet, 18 ans, de Labastide-sur-l'Hers (Aude).
11. Calvet Jean, 71 ans, à Villemade (Tarn-et-Garonne).
12. Couget François, 57 ans, artiste nomade, né à Auch (Gers).
13. Espinasse, 65 ans, cafetier à Puylaurens (Tarn).
14. X... dit le Mome, 59 ans, à Puylaurens (Tarn).
15. Boucher Thérèse, 55 ans, à Saint-Avit, canton de Lectoure (Gers).
16. M. Rhul, 68 ans, rue des Récollets, 42, à Toulouse.
17. Destié, 33 ans, allée Lafayette, 18, à Toulouse.
18. Une sœur d'un couvent, faubourg des Minimes, à Toulouse.
19. Mme Bosc Thérèse, 66 ans, de Grenade (Haute-Garonne).
20. Boudet Philippe, de Firmy (Aveyron), déjà opéré de l'autre œil avec succès.
21. Verdier Joseph, 49 ans, de Castelsarrasin (Tarn-et-Garonne).
22. X..., 68 ans, de Mauvezin (Gers).
23. Cahuzac Pierre, de Labastide-Paumès, (Haute-Garonne), déjà opéré de l'autre œil avec succès.
24. Jean Marrot-Lagoyne, 60 ans, près Saurat (Ariége).
25. Femme Mogo, pauvre vieille espagnole, faubourg Saint-Cyprien, à Toulouse.
26. Ouillet Pauline, 45 ans, à Verfeil (Haute-Garonne).
27. Taverne Marguerite, 55 ans, rue Valleix, à Toulouse.
28. Pujol Anne, 49 ans, à Noé par Carbonne (Haute-Garonne).
29. Massié Jean, 65 ans, à Garrigues, canton de Lavaur (Tarn).
30. Lafargue Jean, 59 ans, à l'Isle-en-Dodon (Haute-Garonne).
31. Mme Gaillard Catherine, 65 ans, à Grisolles (Haute-Garonne).
32. Dencausse Laurence, 64 ans, avenue de Muret, rue Cany, 14, à Toulouse.
33. M. Estoup, 54 ans; à Malvesie près Saint Gaudens (Hte-G.)
34. Assié, 60 ans, négociant en grains à Aubin (Aveyron).
35. Mme Gay Elisabeth, 60 ans, à Roquebrune (Gers).
36. Géraud Pierre, 73 ans, à Finhan (Tarn-et-Garonne).
37. Talazac Gabriel, 57 ans, à Luchon (Haute-Garonne).
38. M. Fauré Hector, 66 ans, rue de la Pomme, 22, à Toulouse.
39. Baron Jean-Marie, 62 ans, à Frousens, près Cugnaux (Hte-G.)
40. Mme Delmas, 60 ans, rue de la Pomme, à Toulouse.
41. Robert Charles, 58 ans, de Layssac (Aveyron).
42. Mme Lafitte, 62 ans, sage-femme, rue Royale, 21, à Toulouse.
43. Couret Barthélemy, 56 ans, à Saint-Martory (Haute-Garonne).
44. Mlle Vergognan, 69 ans, à Estang (Gers).
45. Mme veuve Fenot, 56 ans, allée Lafayette, 10, à Toulouse.

46. Mlle Langlade, faubourg Gasseras, 50, à Montauban.
47. Mandoul Autoine, 26 ans, d'Auriac (Haute-Garonne).
48. Mme Senilh, 71 ans, grand'rue l'Isle-Bourbon, à Montauban.
49. M. Naves Jean, 67 ans, faubourg Arnaud-Bernard, 24, à Toulouse.
50. Roux Brigitte, 70 ans, à Mauvezin (Gers).
51. Desplats Jeanne, 63 ans, à Lacoutarié par Verdalle (Tarn).
52. Un ancien concierge de l'hôtel Lagaillarde, rue Pargaminières, à Toulouse.
53. Dupuy Jean, 65 ans, de Martres-de-Rivière (Haute-Garonne).
54. M. Pibrac, 58 ans, pharmacien à Montgiscard (Hte-Garonne).

Sur ces 60 malades opérés d'un seul œil, 3 n'ont donné qu'un demi-succès et peuvent être améliorés par une opération corrective, tous ayant conservé une perception parfaite de la lumière ; un des trois pourrait même se guider seul dès à présent :

55. Mlle Teulade, 60 ans, à Grenade (Haute-Garonne); fausse membrane légère après iritis ; subira avec les meilleures chances possibles, l'iridotomie.
66. Maissal Pierre, 64 ans, faubourg de Bonhoure à Toulouse, fausse membrane après iritis plus intense, survenue deux mois après un succès excellent. Ce malade a conservé une très-bonne perception lumineuse. Ce qui rend cependant les chances d'une opération corrective moins favorables, c'est qu'il est atteint à l'autre œil de glaucome avec cataracte et absence complète de perception lumineuse.
57. Donat Joséphine, 65 ans, côte de Lardenne, près Toulouse ; fausse membrane après iritis, à la suite d'une hémorrhagie assez abondante, survenue le troisième jour après l'opération, compliquée de la présence de quelques masses corticales gonflées. L'œil est dans un état très-satisfaisant pour subir avec succès une iridotomie, la malade compte et distingue rapidement les doigts qu'on lui présente.

Enfin, sur ces 60 malades, j'ai eu 3 insuccès complets :

58. X... dit Canard, 75 ans, allée Saint-Etienne, 31, à Toulouse, très-adonné à l'ivrognerie, a amené la suppuration de la plaie, en enlevant le bandeau le deuxième jour ; et cela, malgré mes

observations réitérées, sur ce qu'il ne cessait depuis le moment de l'opération, de le déranger.

59. Jacques Clerc, 66 ans, de Saint-Férieu d'Avail (Pyrénées-Orientales) ; phlegmon de l'œil venant sûrement de la coexistence d'une affection mauvaise des voies lacrymales, que je n'ai pas reconnue avant d'opérer, parce qu'il n'y avait pas de tumeur lacrymale apparente. C'est en cherchant à m'expliquer un insuccès que rien ne semblait justifier, que pressant fortement sur le sac lacrymal, j'ai fait sourdre vers l'œil, du pus en très-petite quantité ; mais ayant une odeur fade assez commune dans les cas les plus rebelles des affections des voies lacrymales. On sait que les travaux d'Arlt, Sœmisch et d'autres auteurs, ont montré la gravité considérable des plaies de la cornée dans de semblables circonstances. La crainte de cette complication, a d'ailleurs été notée pour toutes les méthodes d'extraction.

60. Une religieuse âgée de 75 ans, à Aire (Landes). Perte complète du corps vitré avec hémorrhagie intraoculaire, avant la sortie du cristallin, par suite d'une contraction musculaire constante ; cette malade n'a pu comprendre que l'opération exige, de la part du malade, une docilité d'autant plus aisée, qu'elle est de courte durée. Il n'était d'ailleurs pas possible de lui donner du chloroforme, à cause d'une gêne considérable de la respiration.

Ainsi, sur ces 60 opérations, il n'y a eu que 3 insuccès ; soit 1 sur 20 opérations, soit la proportion de 5 insuccès pour 100 opérations. — Peut-on raisonnablement espérer qu'on trouvera une méthode donnant des résultats bien supérieurs ? Il faudrait vraiment qu'il n'y eût, en quelque sorte, pas d'insuccès. Car on ne saura jamais empêcher que sur un nombre un peu élevé de malades, il n'y en ait de prédisposés, d'une manière presque fatale, à des accidents inflammatoires, surtout s'il existe avec la cataracte quelque autre affection, ce qui se rencontre de temps en temps. On n'empêchera jamais que sur 100 malades, quelques-uns ne soient d'une indocilité toujours pénible pour l'opérateur ; mais aussi quelquefois funeste à eux-mêmes. Et, à cet égard, je dois ajouter, que ces cas difficiles ne me paraissent pas justifier l'emploi habituel du chloroforme, qui n'est pas sans danger, comme on sait, quand il faut donner des doses suffisantes pour amener la résolution musculaire complète. On est aussi privé, le sujet étant endormi, de la ressource si précieuse que fournit un malade intelligent, en exécutant à propos, certains mouvements de l'œil très favorables aux manœuvres opératoires.

Il me reste à noter les résultats fournis par les 16 malades restants, opérés des deux yeux, et ayant par suite fourni 32 opérations :

Sur ces 16 malades, 14 m'ont donné un très bon résultat pour les 2 yeux. Ce sont :

61. Mme Chanfrot Jeanne, 65 ans, à Auzas (Haute-Garonne).
62. M. Verdier Antoine, 58 ans, au Somail, canton de Ginestas (Aude).
63. La sœur de Philippe Boudet mon opéré, de Firmy (Aveyron).
64. Ourtié Jean, 61 ans, boulevard-Neuf, à Montauban.
65. Gardès Marie, 58 ans, à Saint-Arthémy (Tarn-et-Garonne).
66. Claire, ancienne domestique de la famille Arnal, à Moissac (Tarn-et-Garonne).
67. Esquerré Jean, 72 ans, à Miélan (Gers).
68. Samson Guillaume, à Luchon (Haute-Garonne).
69. Soubes François, 64 ans, à Montblanc par Samatan (Gers).
60. Barrié Mélanie, 29 ans, rue du Vieux-Poids à Montauban.
71. Bourrel Pierre, 71 ans, à Saint-Augé près Lavaur (Tarn).
72. Pigot Auguste, 60 ans, boulanger à Gaillac (Tarn).
73. Marie Loubet, 67 ans, épicière, à Foix (Ariége).
74. Veuve Sénégas, 60 ans, à Caunan, par Labruguière (Tarn).

Un opéré m'a donné un excellent succès d'un côté, et, en même temps, pour l'autre œil, un insuccès complet :

75. Lavigne Bertrand, 73 ans, de Saint-Béat (Haute-Garonne). Insuccès d'un côté, par perte considérable du corps vitré dans l'opération.

Le dernier m'a donné malheureusement un double insuccès complet :

76. Vigourous François, 59 ans, mineur à Carmaux (Tarn).

Double suppuration des yeux, sans cause appréciable ; opération irréprochable.

Ainsi , sur 16 malades opérés des deux yeux , *un seul* est resté aveugle. Cependant, la proportion des succès est, en réalité, inférieure à celle qu'a donné l'opération d'un seul œil, puisque , dans les 32 opérations faites sur ces 16 malades, il y a eu 3 insuccès complets, tandis qu'il n'y a eu que le même nombre d'insuccès , sur 60 malades opérés d'un seul œil.

Ceci indique qu'il convient mieux , quand c'est possible , de ne pas opérer les deux yeux à la fois.

En résumé , récapitulant mes opérations depuis ma dernière publication, j'arrive au chiffre de 92, m'ayant donné 83 succès , 3 demi-succès et 6 insuccès ; ce qui revient à la proportion de moins de 7 pour 100 seulement d'insuccès, avec un chiffre insignifiant d'opacités secondaires.

Ces chiffres valent mieux que tous les raisonnements pour prouver que si certains opérateurs préconisent d'autres méthodes d'extraction que celle-ci, ils ne sauraient accuser des succès sensiblement plus nombreux. Et si des opérateurs obtiennent 2 ou 3 pour 100 de succès de plus que d'autres, il est probable qu'il faut en rechercher la cause dans l'observation plus rigoureuse de tous les petits détails des manœuvres opératoires , ou dans une plus grande délicatesse de main.

En conséquence, nous voudrons bien admettre qu'il puisse exister parallèlement à l'extraction à petit lambeau périphérique avec iridectomie, d'autres méthodes d'extraction moins dangereuses que l'ancienne méthode à lambeau, telle, par exemple, que celle préconisée par M. Warlomont, (petit lambeau médian sans iridectomie); il ne s'en créera probablement jamais de supérieure.

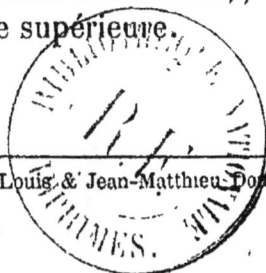

Toulouse, Impr. Louis & Jean-Matthieu Douladoure.

www.ingramcontent.com/pod-product-compliance
Lightning Source LLC
Chambersburg PA
CBHW071349200326
41520CB00013B/3167